AF297954

CONTRIBUTION A L'ÉTUDE

DE LA

RADIO-ACTIVITÉ

DES

SOURCES THERMALES

DU

MONT-DORE

Communication faite à la Société d'Hydrologie Médicale de Paris

PAR

Le Dr Sidoine JEANNEL

ANCIEN CHEF DE CLINIQUE A LA FACULTÉ DE MONTPELLIER
ANCIEN INTERNE DES HÔPITAUX
MÉDECIN CONSULTANT AU MONT-DORE

EN COLLABORATION AVEC

M. JACQUIN

CAPITAINE D'ARTILLERIE EN RETRAITE

PARIS

MASSON & Cie, ÉDITEURS

LIBRAIRES DE L'ACADÉMIE DE MÉDECINE

120, BOULEVARD SAINT-GERMAIN (6e)

—

1909

CONTRIBUTION A L'ÉTUDE

DE LA

RADIO-ACTIVITÉ

DES

SOURCES THERMALES

DU

MONT-DORE

Communication faite à la Société d'Hydrologie Médicale de Paris

PAR

Le Dr Sidoine JEANNEL

ANCIEN CHEF DE CLINIQUE A LA FACULTÉ DE MONTPELLIER
ANCIEN INTERNE DES HÔPITAUX
MÉDECIN CONSULTANT AU MONT-DORE

EN COLLABORATION AVEC

M. JACQUIN

CAPITAINE D'ARTILLERIE EN RETRAITE

PARIS

MASSON & CIE, ÉDITEURS

LIBRAIRES DE L'ACADÉMIE DE MÉDECINE

120, BOULEVARD SAINT-GERMAIN (6e)

—

1909

DU MÊME AUTEUR

Le Mont-Dore au point de vue thérapeutique. (In-8°, Montpellier,
Imprimerie générale du Midi, 1907.)

*Des précautions que doivent prendre les malades, avant, pendant et
après la cure Mont-Dorienne.* (In-8°, Clermont-Ferrand,
G. Mont-Louis, 1906.)

CONTRIBUTION A L'ÉTUDE

DE LA

RADIO-ACTIVITÉ

DES

SOURCES THERMALES

DU

MONT-DORE

I

La question de la radio-activité des sources thermales, qui depuis ces derniers temps est à l'ordre du jour, après avoir donné lieu à de nombreuses recherches scientifiques expérimentales, lesquelles ont amené des découvertes importantes que M. Moureu nous a fait connaître ici même, et dont M. Ferras nous a donné tout récemment, dans un mémoire très étudié, l'ensemble des points acquis avec la bibliographie complète ; cette question, dis-je, paraît entrer maintenant dans une nouvelle phase, en recherchant les applications de ces découvertes à la clinique thermale, comme si cette dernière devait être modifiée par elles.

Mais il semble que ce soit la clinique qui ait parlé la première et que les découvertes physiques n'en soient que la conséquence pour chercher l'explication des faits observés. C'est ce dernier point que je vais tâcher d'établir.

En effet, dans un mémoire qu'il lut à l'Académie des Sciences en 1817, Michel Bertrand exposa des faits précis qui sont inhérents à la radio-activité des eaux des sources thermales.

A cette époque-là, comme aujourd'hui, il y avait au Mont-Dore trois sortes de bains : les piscines, les bains tempérés ou baignoires, et les *grands bains* ou bains pris dans des cuves. « Ces cuves, dit-il, sont placées au débouché des sources et les personnes qui s'y baignent se trouvent au milieu du bouillonnement des nombreuses veines thermales. »

Ce sont nos demi-bains hyperthermaux actuels.

D'après Michel Bertrand, la durée du bain pris dans les cuves était en général d'un quart d'heure, et quelquefois un peu plus. Il trouvait ce temps nécessaire pour que le bain imprimât à l'économie les modifications désirées.

Or, voici l'observation qu'il avait faite, je cite textuellement :

« Il est des cas, au contraire, où ces modifications se manifestent au bout de sept à huit minutes, et où il serait très dangereux de prolonger le bain au delà de ce temps, En y entrant, les malades éprouvent une chaleur brûlante et un picotement insupportable à la peau, *quoique la température du bain ne soit pas augmentée,* ce dont je me suis assuré nombre de fois. Le pouls y devient accéléré, la respiration gênée, et la face injectée et couverte de sueur, *tout cela beaucoup plus vite que de coutume.* La peau est très rouge après le bain, et malgré son peu de durée, les malades suent ces jours-là *beaucoup plus abondamment qu'à l'ordinaire.* »

« Si quelques malades seulement se plaignaient de cette exagération d'action, on pourrait s'en prendre à leur disposition particulière. Mais tous, dans des états de constitution et de maladie très divers, l'éprouvent et en déposent. Il faut donc qu'elle dépende d'une cause agissant sur tous indistinctement, à des degrés variés toutefois suivant l'excitabilité particulière à chacun d'eux. »

« Cette manière d'être des bains a plus ou moins d'in_ tensité ; le plus souvent elle ne dure qu'une ou deux heures, et se fait indistinctement remarquer, tantôt au commencement, tantôt à la fin, et quelquefois au milieu du service : s'il vient à pleuvoir, elle cesse tout à coup... ; enfin elle ne se produit que dans les bains pris dans les cuves et jamais dans les bains de baignoires où l'eau est amenée par des conduits et mélangée d'eau refroidie. »

« Le phénomène dont je viens de parler exerce une trop grande action sur les baigneurs, pour ne pas mériter la plus grande attention de la part du médecin, et on ne saurait en être témoin sans chercher à en découvrir la cause.

« Frappé de la connexité qui existe entre son apparition et les orages, je pensais que le fluide électrique pourrait bien ne pas être sans influence sur cet état de perturbation des bains et d'après cette idée j'en vins aux expériences suivantes.

Première expérience.

« Je construisis avec de gros tubes de verre un appareil semblable à l'électromoteur pluvial de Cavalo. Il avait à peu près 5 mètres de longueur. Les tubes, rentrant les uns dans les autres, étaient solidement assujettis avec des rubans de soie et de la cire. Dans les circonstances favorables, je mettais cet appareil en expérience. L'extrémité portant les deux boules de moelle de sureau était hors de la salle et le panier plongé dans la vapeur ou arrosé avec l'eau du bain. Les 2 et 13 août 1807, le 9 juillet 1808 et le 1er août 1809, j'ai vu les deux boules écartées.

Deuxième expérience.

« Le 11 septembre 1816, tous les malades avaient trouvé les bains brûlants et très peu avaient pu y rester au delà de cinq à six minutes. Le temps était calme et serein. Le thermomètre extérieur marquait à l'ombre 16 degrés. A 9 heures et demie du matin, je plaçai à $1^m,5o$ au-dessus de la surface de l'une des cuves du grand bain, un grand vase conique de fer-blanc, portant à sa partie la plus étroite, une soucoupe de même métal, et fixé sur son pied par une colonne de cristal. Pour que cette colonne conservât sa faculté isolante, elle était abritée de la vapeur par une large gaine en carton qui ne la touchait sur aucun point. Le vase était rempli d'eau froide, afin de favoriser la condensation de la vapeur qui, en s'élevant du bain, venait se mettre en contact avec l'appareil.

« Lorsque je vis quelques gouttelettes d'eau, provenant de cette condensation, découler de la surface extérieure du vase dans sa soucoupe, j'approchai de celle-ci deux petites boules de moelle de sureau, suspendues par des cheveux à un tube de verre dont je tenais l'extrémité opposée. Pendant quelque temps les boules restèrent immobiles. Elles furent ensuite alternativement attirées et repoussées avec beaucoup de force. J'avais quatre ou cinq électro-moteurs ; j'en changeai plusieurs fois ; le phénomène ne changea point.

« Je mis en contact avec le bord de la soucoupe un condensateur dont le disque supérieur était en marbre. Essayé à diverses reprises, le disque supérieur ne donna aucun signe d'électrisation.

« Sur les 3 heures du soir, quelques coups de tonnerre se firent entendre. Il plut beaucoup pendant une demi-heure. A 5 heures, je repris mes expériences, mais sans obtenir aucun signe d'électrisation.

« Prévenu que j'étais de l'intervention accidentelle du fluide électrique dans les eaux thermales, je ne doutai plus, après mes expériences et mes observations de cette journée, que telle ne fût effectivement la cause du malaise passagèrement ressenti dans les bains. »

MM. Pinel et Gay-Lussac, nommés rapporteurs de son mémoire, déclarèrent qu'il n'était pas suffisamment démontré que le malaise éprouvé dans les bains par les malades fût dû à l'état électrique des eaux. Ils l'attribuèrent d'une part à la chaleur et d'autre part à la présence de l'acide carbonique.

Mais Michel Bertrand ne se tint pas pour battu :

« Les circonstances auxquelles MM. les rapporteurs croient devoir attribuer le phénomène en question, peuvent bien le compliquer et l'exagérer, mais je ne crois pas qu'elles seules le produisent.

. . . .

« Je me suis appliqué à les étudier encore, depuis ce rapport auquel mon mémoire a donné lieu, et, après comme avant, je reste convaincu que là ne se trouve point la seule et véritable cause du malaise passagèrement ressenti dans les bains. »

En 1819, il fit de nouvelles expériences au moyen d'une machine électrique, mais elles furent négatives.

« Ces deux expériences, dit-il, semblent complètement ruiner l'opinion de l'intervention accidentelle du fluide électrique dans les bains. Toutes défavorables qu'elles sont, je ne perdrai jamais le souvenir des résultats obtenus le 11 septembre 1816. »

Enfin, il ajoute que si ses expériences n'ont donné que

des résultats insuffisants, cela tient à ce que les appareils dont il s'est servi n'étaient pas assez sensibles ni précis. Mais lorsque les progrès de la mécanique auront permis de construire des appareils plus perfectionnés, il ne doute pas qu'on obtienne la confirmation de ce qu'il a observé.

Dans ce but, il a rédigé des tableaux météorologiques dont la dernière colonne est consacrée à l'état des bains, observé et noté jour par jour pendant la saison des eaux.

« Ces tableaux ne seront peut-être pas dépourvus de tout intérêt, et il est possible qu'à la longue on puisse en tirer quelques inductions sur les causes du malaise accidentellement ressenti dans les bains du Mont-Dore. »

C'est ce que nous avons tenté, le capitaine Jacquin et moi, en entreprenant de nouvelles recherches dont je vais vous entretenir maintenant.

II

Dans ce chapitre nous rapportons les résultats des expériences que nous avons tentées en septembre et en octobre 1906, pour essayer de mesurer la radioactivité de quelques-unes des sources du Mont-Dore.

Partant du phénomène découvert par Curie « *que les émanations du radium ont la propriété de décharger les corps électrisés* », nous avons fait agir les émanations des sources sur un électroscope spécial, préalablement chargé, et la vitesse de décharge de l'appareil, soigneusement enregistrée de minute en minute, nous a servi de mesure pour doser ces émanations.

Nous avons étudié séparément :
1° La radioactivité de l'eau seule, séparée des gaz ;

2º La radioactivité des gaz seuls recueillis à la sortie des griffons ;

3º La radioactivité des gaz captés pour les usages thérapeutiques (inhalations, douches nasales gazeuses, etc.) à la sortie des robinets.

L'appareil dont nous nous sommes servis et dont nous donnons la description détaillée est un peu différent de celui dont s'est servi l'allemand Sieveking au cours des expériences qu'il exécuta en 1905 sur la radioactivité de certaines eaux thermales.

La différence consiste en ce fait que l'électroscope est placé sur une table *à côté* du récipient contenant l'eau à expérimenter ; tandis que dans l'appareil de Sieveking l'électroscope s'ajuste sur l'ouverture supérieure du récipient, ce qui est défectueux parce que les gaz échappés de l'eau (surtout après le battage) peuvent pénétrer à l'intérieur de l'électroscope par le passage réservé à la tige support du disperseur et viennent troubler les résultats en activant la vitesse de chute de la feuille d'aluminium.

Le désir que nous avions d'opérer directement des mésures sur les gaz libres échappés des sources suggéra au capitaine Jacquin l'heureuse modification apportée à son appareil, qui nous a mis ainsi à l'abri d'une cause d'erreur.

Description de l'appareil.

Notre appareil de mesure se compose de :

1" Un cylindre en laiton A de 11 centimètres de diamètre sur 12 centimètres de longueur, vitré à ses deux extrémités pour soustraire la feuille d'aluminium D à l'influence de l'air extérieur ;

2" Un isolateur en ambre B, petit cylindre percé d'un

trou dans lequel est emmanchée une lame de laiton C,
portant la feuille d'aluminium D, de 5 centimètres de
longueur sur 4 à 5 millimètres de largeur, le tout rendu

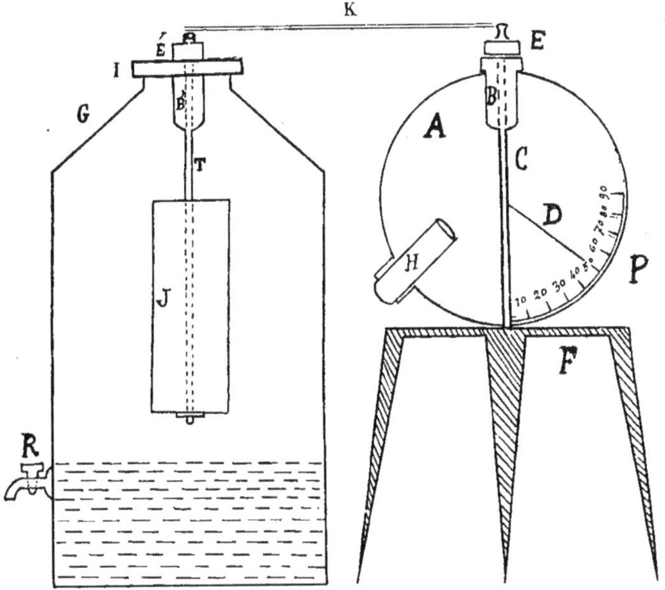

solidaire de l'isolateur B par l'emploi d'un écrou de ser-
rage E. L'ensemble est fixé à l'intérieur du cylindre A au
moyen d'une ouverture percée à la partie supérieure et à
la demande de l'isolateur B ;

3° Pour assurer la stabilité et la verticalité de la tige
C, on a rivé sous la génératrice inférieure un socle à
trois pieds F ;

4° Une douille métallique portant un tube d'essai H en
verre, rempli de sodium, pour assurer la siccité à l'intérieur de l'appareil.

Sur la paroi intérieure et sur le trajet parcouru par
l'extrémité de la feuille D est collée une bandelette de
papier P, portant une graduation en degrés de 0 à 90.

Cette graduation a été établie minutieusement au moyen d'appareils spéciaux par les soins de M. Himbert, chef du laboratoire de M. Brunhes, professeur de physique à la faculté de Clermont. Chaque degré parcouru par l'extrémité de la feuille D, correspond à une augmentation de charge de 14 volts, sauf pour la partie comprise entre 0 à 6 degrés, où il faut un voltage supérieur par degré d'augmentation ;

5° Un récipient G de forme cylindrique en laiton, de 22 centimètres de hauteur sur 16 centimètres de largeur, terminé à sa partie supérieure par un cône tronqué portant une ouverture de 6 centimètres de diamètre, laquelle est bouchée par une forte rondelle en caoutchouc pendant le transport de l'eau et son battage pour séparer les gaz de l'eau.

Au moment de l'opération cette rondelle est remplacée par une autre en parafine I, portant avec elle un autre isolateur en ambre B', lequel supporte le disperseur J au moyen de sa tige de support T. C'est le disperseur qui recueille les émanations de la matière en expérience et les transmet à l'électroscope par l'intermédiaire d'une tige de cuivre K qui relie les deux parties de l'appareil.

Détails des expériences.

Comme nous devions opérer nos mesures par comparaison, nous avons commencé par charger l'appareil à vide et par noter exactement le temps nécessaire pour la décharge dans ces conditions.

Cela nous a permis de constater un premier fait dont l'importance doit être retenue.

En effet tandis qu'à Clermont-Ferrand, par un temps sec et froid, l'appareil étant chargé à vide, la vitesse de chute de la feuille d'aluminium D n'était que de *un quart de degré à l'heure,* au Mont-Dore, à trois cent mètres des sources, cette vitesse de chute était environ *soixant fois* plus rapide, soit un *quart de degré à la minute* et dans certains cas même elle a atteint *un degré à la minute*. Nous reviendrons sur ce point.

Dans toutes nos expériences nous avons tenu compte de cette décharge à vide que l'on pourrait considérer comme inhérente au potentiel atmosphérique ambiant.

En d'autres termes, chacune de nos expériences était précédée d'une charge à vide de l'appareil et la vitesse de la chute de la feuille d'aluminium ainsi obtenue était chaque fois déduite des indications données par l'électroscope soumis aux émanations de la matière mise en expérience.

1° *Mesure de la radioactivité de l'eau.*

L'eau à expérimenter était puisée sur le bouillonnement de la source, avec le récipient. Aussitôt on faisait la tare en ouvrant le robinet latéral du cylindre R, qui ne laissait au-dessous de son niveau que le volume de un litre un quart. Cela fait, on bouchait hermétiquement le récipient que l'on transportait immédiatement à notre cabinet de travail situé à trois cents mètres environ des sources. Là, on le secouait avec son contenu très vivement pendant une demi-minute, pour opérer la dissociation de la partie gazeuse. On enlevait ensuite le bouchon de caoutchouc que l'on remplaçait par une galette en parafine placée sur l'orifice supérieur et portant l'ensemble de l'appareil disperseur, lequel plongeait à l'intérieur du récipient, mais de manière à se trouver bien au-dessus du niveau de l'eau. Ensuite on reliait par la tringle de cuivre K, le récipient à l'électroscope que l'on chargeait aussitôt en mettant en contact avec l'écrou E, un bâton d'ébonite frotté sur un morceau de drap de laine. On notait alors soigneusement l'heure et la division correspondant à l'extrémité de la feuille d'aluminium. La vitesse de chute de celle-ci, diminuée de celle obtenue dans une charge à vide, qui l'avait précédée, indiquait l'intensité de la radioactivité de l'eau mise

Tableau A. — Expériences sur la radioactivité des eaux.

HEURE	ÉCARTEMENT de la feuille	VALEUR du potentiel	POTENTIEL exprimé pendant la charge à blanc à déduire de la colonne précédente	POTENTIEL restant	DIFFÉRENCE du potentiel par minute ou valeur de la décharge
	Expérience du 5 septembre sur l'eau de la Source Bardon				
	degrés	volts	volts	volts	volts
2,34	60	840	3	837	»
2,35	59	826	3	823	14
2,36	58	812	3	800	14
2,37	57	798	3	795	14
2,38	56	784	3	781	14
2,39	55	770	3	767	14
2,40	54 $^1/_2$	760	3	757	10
2,41	53 $^1/_2$	749	3	746	11
2,42	52 $^1/_4$	738	3	735	11
2,43	52	728	3	725	10
	Expérience du 7 septembre sur l'eau de la Source Saint-Jean, n° 3.				
2,21	58	812	2	810	»
2,22	57	798	2	796	14
2,23	56 $^1/_4$	787	2	785	11
2,24	55 $^1/_2$	777	2	775	10
2,25	55	770	2	768	7
2,26	54 $^1/_2$	762	2	760	8
	Expérience du 10 septembre sur l'eau de la galerie Pasteur, n° 6.				
2,48	48	672	2	670	»
2,49	46 $^1/_2$	652	2	650	20
2,50	45 $^1/_4$	634	2	632	18
2,51	44 $^1/_2$	623	2	621	11
2,52	44	616	2	614	7

en expérience, de minute en minute. Cette intensité
est donc représentée par la décharge électrique entre

TABLEAU B. — **Ezpériences sur la radioactivité des gaz.**

HEURE	ÉCAR- TEMENT de la feuille	VALEUR du potentiel	POTENTIEL exprimé pendant la charge à blanc à déduire de la colonne précédente	POTEN- TIEL restant	DIFFÉRENCE du potentiel par minute ou valeur de la décharge
Expérience du 14 septembre sur les gaz captés sur le gros bouillon-nement de la Source Bardon.					
	degrés	volts	volts	volts	volts
2,42	56	784	10	774	»
2,43	52	728	10	718	56
2,44	48	672	10	662	56
2,45	43 1/2	669	10	599	63
2,46	39	546	10	536	63
Expérience du 14 septembre sur les gaz captés sur le bouillonnement de la Source Saint-Jean, nº 3.					
3,24	57	798	14	784	»
3,25	50	700	14	686	98
3,26	43	602	14	588	98
3,27	36	504	14	490	98
3,28	29	406	14	392	98
Expérience du 16 septembre sur les gaz captés sur le gros bouillon-nement de la Source César.					
10,16	50	700	12	688	»
10,17	43	602	12	590	98
10,18	38	534	12	522	88
10,19	33	462	12	450	72
10,20	28	392	12	380	70
10,21	24	336	12	324	56
10,22	20	280	12	268	56
10,23	16	224	12	212	56
10,24	13	182	12	170	42
10,25	9	126	12	114	56

deux minutes consécutives, exprimée en volts dans nos tableaux.

Tableau C. — Expériences sur la radioactivité des gaz captés.

HEURE	ÉCAR-TEMENT de la feuille	VALEUR du potentiel	POTENTIEL exprimé pendant la charge à blanc à déduire de la colonne précédente	POTEN-TIEL restant	DIFFÉRENCE du potentiel par minute ou valeur de la décharge
			Expérience du 13 septembre sur les gaz de la Source Madeleine captés pour les douches nasales. (Au robinet des douches.)		
	degrés	volts	volts	volts	volts
3,47	60	840	7	833	21
3,48	58 ¹/	819	7	812	»
3,49	57	798	7	791	21
3,50	55 ¹/₂	777	7	770	21
3,51	53	749	7	742	28
			Expérience du 13 septembre sur les gaz de la Source César captés pour les douches nasales. (Au cabinet des douches.)		
9,20	58	812	7	805	»
9,21	55 ¹/₂	777	7	770	35
9,22	53	742	7	735	35
9,23	50 ¹/₂	707	7	700	35
9,24	48 ¹/₂	679	7	672	35

Dans le tableau A ci-contre, nous donnons les chiffres que nous avons obtenus dans une série d'expériences sur trois des principales sources et, chaque fois, nous avons obtenu des chiffres qui sont sensiblement les mêmes, pour les eaux, mais qui diffèrent beaucoup de ceux obtenus pour les gaz, comme on peut le voir dans les tableaux B et C, et surtout sur les tracés du tableau D.

Nous avons répété nos expériences un grand nombre

de fois avec de l'eau des sources de la Madeleine, de Bardon, de César et de Saint-Jean et nous avons toujours obtenu, pour la valeur de la décharge par minute, des moyennes de 10, 12 et 14 volts.

En général, nous avons noté que pour chacune d'elle, la valeur de la décharge était plus élevée quand l'eau était puisée au niveau du griffon où se produit le bouillonnement, que lorsqu'elle était puisée à une certaine distance de celui-ci.

Pour la source Bardon en particulier, l'eau perd environ un tiers de son intensité radioactive quand on la recueille aux robinets latéraux au lieu de la puiser sur le bouillonnement de la source.

2° Mesure de la radioactivité des gaz.

Les gaz étaient recueillis dans les sources, au moyen d'un entonoir en verre renversé, de façon à coiffer le bouillonnement au niveau du griffon, cet entonoir était maintenu en place par un dispositif spécial.

Un tube de caoutchouc reliant le tube de l'entonnoir au robinet du récipient, conduisait directement les gaz à l'intérieur du récipient. Le tube en caoutchouc était maintenu au-dessus de l'eau, à une certaine hauteur, de façon à éviter tout contact avec elle.

Cela posé nous avons opéré comme dans les expériences précédentes, avec cette différence que l'opération avait lieu dans le voisinage même de la source au lieu d'être pratiquée dans notre cabinet de travail situé comme nous l'avons dit à environ trois cent mètres à vol d'oiseau. Aussi les conditions n'étaient pas tout à fait les mêmes en ce sens que l'atmosphère ambiante était elle-même radioactive, puisque le potentiel, exprimé pendant la charge à vide précédant immédiatement l'expérience, était de dix, douze et quatorze volts au lieu de deux ou trois volts que nous avions seulement à déduire dans les premières expériences. Néanmoins malgré la déduction de ces quatorze volts, la valeur de la décharge *par minute* était avec les gaz beaucoup plus considérable qu'avec l'eau puisqu'elle se chiffrait par cinquante-six, soixante, soixante-dix et quatre-vingt dix-huit volts.

L'intensité radioactive des gaz est donc quatre ou cinq fois plus forte que celle de l'eau.

Enfin notre troisième série d'expériences sur les gaz captés pour les usages thérapeutiques nous a démontré que les gaz, comme l'eau, perdent une partie de leur radio-activité quand ils sont recueillis à une certaine distance du lieu d'émergence.

Les tableaux B et C permettent de se rendre compte de tous ces faits.

Le tableau D indique par des tracés la valeur du poten-

TABLEAU D.

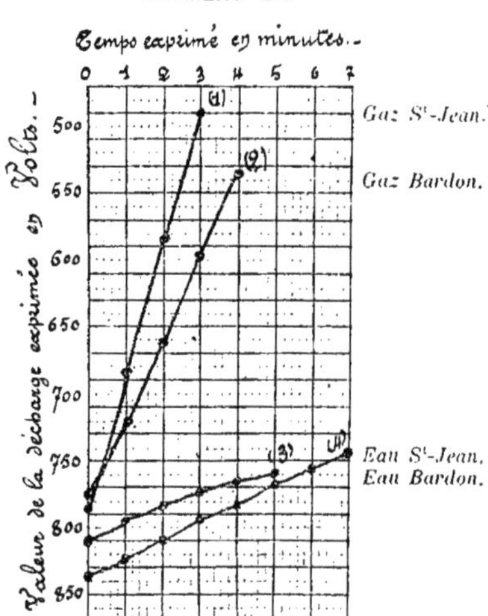

tiel des émanations exprimée en volts, c'est-à-dire la

valeur de la décharge par minute, bien plus considérable pour les gaz que pour l'eau.

CONCLUSIONS.

De l'ensemble de nos expériences répétées un grand nombre de fois, il paraît résulter :

1° Que l'eau des sources mises en expériences est d'autant plus radioactive qu'elle est puisée plus près du bouillonnement gazeux de la source ;

2° Que les gaz recueillis sur le bouillonnement des griffons des diverses sources, possèdent un degré de radioactivité très supérieur à celui de l'eau ;

3° Que l'atmosphère dans le voisinage des sources est elle-même radioactive ;

4° Que les émanations radioactives des dégagements gazeux paraissent jouer un rôle important dans les effets sédatifs des salles d'inhalations et des demi-bains hyperthermaux.

Les résultats de ces expériences viennent confirmer à un siècle de distance, les prémices qu'avait avancées Michel Bertrand en se basant sur l'observation clinique.

Grâce à un appareil beaucoup plus précis, construit, depuis nos expériences, sous la direction de MM. C. Chéneveau et A. Laborde (1) et à la méthode spéciale qu'ils ont adoptée en prenant pour unité d'émanation le

---

(1) C. CHÉNEVEAU et A. LABORDE : Radioactivité des eaux minérales (*Revue Scientifique*, 10 avril 1909).

milligramme-minute, nous nous proposons de reprendre ces expériences pour les compléter et pour en donner une nouvelle interprétation dans une prochaine communication.

CHARTRES. — IMPRIMERIE DURAND, RUE FULBERT.

CHARTRES. — IMPRIMERIE DURAND, RUE FULBERT.

www.ingramcontent.com/pod-product-compliance
Ingram Content Group UK Ltd.
Pitfield, Milton Keynes, MK11 3LW, UK
UKHW022240070726
13613UKWH00005B/2041